APPERÇU

DES EXPÉRIENCES

SUR

L'INOCULATION DE LA VACCINE

FAITES

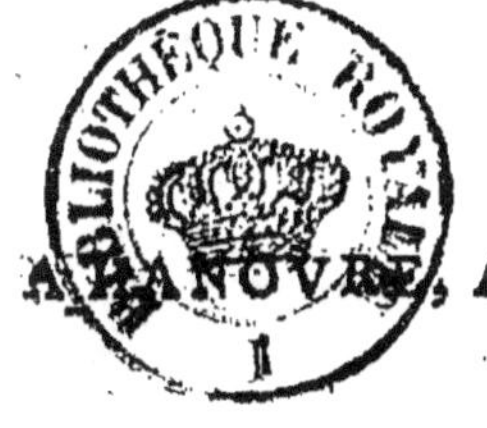

A HANOVRE, A VIENNE ET A BERLIN.

TRADUIT DE L'ALLEMAND.

APPERÇU

des expériences sur l'inoculation de la vaccine faites à Hanovre, à Vienne et à Berlin,

avec des remarques de M. HUFELAND, Prof. en Méd. à Jena.

(*TRADUCTION* *)*.*

Réponses des Docteurs KEATE et BRANDE aux questions proposées par le D. STÖLLER à Langensalze.

1) La vaccine affecte-t-elle encore d'autres parties des vaches, outre le pis ?

La vaccine ne paraît qu'au pis des vaches, qui durant cette maladie sont dans un état fébrile, et donnent moins de lait.

2) Les boeufs, les taureaux et les genisses, qui ne donnent pas de lait sont-ils pareillement sujets à cette maladie ?

Cette question est décidée par la réponse à la première.

*) Tirée de Neues Journal der praktischen Arzneykunde und Wundarzneykunst herausg. v. *Hufeland.* X. Vol. 2. et 3. Livraisons. (Nouveau Journal de la médecine et de la chirurgie pratiques, par H.) L'éditeur croyant ne point devoir répéter ce qui est déjà

4

3) La vaccine est-elle une maladie qui ne se manifeste que de tems à autre parmi les bêtes à cornes; reparaît-elle au bout de quelques années; ou serait-elle sporadique et susceptible d'être reproduite isolément en tous tems ?

La vaccine se manifeste principalement en printems et en automne; surtout quand le tems est humide et le paturage gras.

4) Est-elle contagieuse, ou épidémique parmi les vaches ?

Elle paraît simplement contagieuse par le transport du virus d'une vache à l'autre par le vacher occupé à les traire.

5) La vaccine a-t-elle une ressemblance véritable et complète avec la petite vérole ; c. a. d. s'annonce-t-elle par un mouvement fébrile plus ou moins fort, et observe-t-elle des périodes régulières et fixes, en s'astreignant à certains jours d'éruption, de suppuration et de dessication ?

La vaccine ne ressemble que peu à la petite vérole; elle est de moindre durée, accompagnée, pendant un ou deux jours seulement, de fièvre,

assez généralement connu au sujet des expériences sur la vaccine faites en Angleterre et publiées, tant par les journaux, que spécialement par le *Recueil de mémoires, d'observations et d'expériences sur l'inoculation de la vaccine. A Paris, an IX*, ne donne ici que la traduction de ce qui est uniquement relatif aux expériences faites en Allemagne. Les médecins de Genève et de Rheims verront avec plaisir que ces expériences s'accordent avec celles qu'ils ont faites presqu'en même tems, et que le résultat n'en présente pas de différence sensible.

et plus rarement d'éruption, quoique cela arrive quelquefois à Londres: mais les praticiens de la campagne nient cette circonstance.

6) Des hommes qui se trouvent souvent avec les vaches sans cependant les traire sont-ils attaqués de la vaccine?

Cette maladie n'étant pas fréquente parmi les vaches, et n'ayant été observée que par les vachers, nous n'en avons pas de notions suffisantes pour décider cette question.

Inoculation de la vaccine tentée à Vienne, à Hanovre et à Berlin.

Les villes de Vienne, de Hanovre et de Berlin sont à ce qu'il me semble (dit M. *Hufeland*) les seuls endroits de l'Allemagne, où jusqu'ici on ait fait des expériences sur la vaccine.

Le D. *de Carro* à Vienne nous communique dans la traduction latine qu'il a donnée des observations du D. *Jenner*, les notices suivantes sur les expériences faites dans cette capitale.

" On inocula quatre enfans, l'un de quatorze, le second de vingt-trois mois, le troisième de trois ans, et puis un autre de dix-huit mois,

6

Les deux premiers furent inoculés moyennant
une légère incision dans laquelle on mit un bout
de fil imprégné de virus vaccinal, et on le fixa
par le moyen d'un emplâtre agglutinatif. Le
second jour on ne remarqua encore aucune indisposition dans les inoculés. Le quatrième jour
vers le soir, les plus jeunes de ces enfans commencèrent à se sentir indisposés; le cinquième
parurent des boutons et de très petites pustules
aux joues; les bords de l'incision étaient rouges
et un peu enflés; l'inquiétude et la chaleur aug-
mentèrent. Ce qui dura jusqu'au dixième jour
avec une fièvre légère, où l'on remarqua quelque rougeur au bras de l'un d'entr'eux; tandis
qu'à l'autre on apperçut une tumeur oblongue,
dure et remplie de pus; la fièvre devint plus
forte, redoublant le soir, et accompagnée d'une
toux; ces symptômes durèrent jusqu'au quatorzième jour. La fièvre avait été plus forte pendant toute la nuit du treizième au quatorzième
jour, où la fièvre et la toux diminuèrent et la
plaie s'enflamma; un léger minoratif diminua tous
ces symptômes. Le dix-septième jour le plus
jeune des enfans fut entièrement rétabli. Dans
le plus âgé de ces enfans au contraire, on ne vit
aucun indice de maladie à l'exception d'une fièvre très légère qui dura deux à trois jours. ---
Un enfant de trois ans fut inoculé avec du pus
pris sur les boutons du précédent. Le troisième jour, inflammation de l'incision. Le quatrié-

me. le bouton local s'éleva, rougit, s'élargit et s'endurcit. Le cinquième on apperçut une matière fluide dans les deux boutons, sans que cela ôtât de la gaieté du sujet. Le sixième la pustule s'aggrandit; vers le soir il survint un abattement accompagné d'un frisson; la chaleur dura toute la nuit; le lendemain l'enfant était dispos, et la chaleur naturelle. La matière demeura fluide. Le huitième jour il n'y eut plus de fièvre; les boutons grossirent et la matière qu'ils renfermaient était copieuse; point d'autres boutons. Le neuvième, quelques légers frissons; les boutons plus étendus; du reste l'enfant se trouvait parfaitement bien. Le dixième on apperçut de la croûte au centre des boutons: le onzième la dessication commença, le cercle rouge autour du bouton se dissipa. La matière était demeurée déliée et limpide durant toute la maladie. Au bout de trois semaines la croûte était tombée et la peau entièrement régénérée. „

" Un enfant de dix-huit mois très bien portant, quoiqu'il avait encore quelques restes de croûte laiteuse, fut inoculé par le moyen de trois piqûres légères imprégnées de la matière prise sur ce dernier enfant. Le lendemain les plaies faites au bras droit commencèrent à rougir. Le quatrième jour trois boutons parurent, dont deux s'élevèrent le sixième, tandis que le troisième disparût; la nuit du huitième fut inquiète, il survint quelque chaleur, le lendemain tout s'améliora et les boutons s'élevèrent encore plus. Le neuvième jour vers le soir la fièvre revint; le dixième la dessication commença ; rétablissement parfait; aucune autre éruption ne parut ailleurs. La matière resta toujours déliée et limpide. — Les deux enfans furent inoculés dans la suite de la petite vérole sans la prendre.

A Hanovre, (d'après le récit de M. *Ballhorn*, joint à sa traduction allemande de l'ouvrage du D. *Jenner*) douze sujets furent inoculés de la vaccine, tant par lui, que par M. *Stromeyer*, dont sept prirent la maladie. Trois furent atteints d'une éruption générale partout le corps, et dans tous on remarqua des mouvemens fébriles, plus ou moins de tumeur aux glandes axillaires et de l'inflammation au bras , qui cependant n'étaient pas douloureuses. Aussi-tôt que la croûte des plaies d'inoculation tomba, il parut une véritable suppuration, et l'incision ne se cicatrisa que dans la cinquième semaine. Tous les symptômes étaient plus légers, que dans l'inoculation ordinaire de la petite vérole. Il n'en resta aucune marque.

Le D. *Lentin* manda de Hanovre (au Prof. *Hufeland*) en date du 27 Juillet 1800.

" De même que l'inoculation de la petite vérole se répandit autrefois de Hanovre dans le reste de l'Allemagne, de même cette ville est de toutes celles d'Allemagne le lieu, où l'on a fait les premières expériences de l'inoculation de

la vaccine, graces aux soins de M. Stromeyer,
chirurgien de la cour. Plus d'une année s'est déjà
écoulée depuis que l'on a entrepris ces tentatives, et quoique l'on n'en puisse pas encore donner
des résultats décisifs, vous en apprendrez néanmoins avec plaisir des détails. En général les
notices, que je puis vous en fournir, sont propres à soutenir l'espérance que l'on était fondé
à concevoir de cette invention, d'après les rap-
ports des médecins anglais. Car depuis ces tems
les médecins et chirurgiens de cette ville ont
fait des essais nombreux, et jusqu'à ce moment
on ne connaît encore aucun cas authentique où
des personnes inoculées de la vaccine aient contracté la petite vérole, quoiqu'elles aient été
exposées à la contagion variolique; encore moins
qu'un de ces inoculés en ait eu une maladie
grave, ou en soit mort. Ce qui concourt de confirmer cette expérience, est, que durant tout ce
tems, la petite vérole n'a pas entièrement cessé,
de manière que l'occasion d'exercer son influence ne lui manquait pas. Elle n'était pas épidémique, mais toujours plus fréquente qu'en d'autres tems. „ ---

" Toutefois le cas suivant observé par *MM.
Lodemann* et *Mühry* est digne d'attention. Un
bourgeois de cette ville, dont l'un des enfans
gagna la petite vérole se résolut de tenter l'épreuve
de la vaccine sur l'autre qui n'était point encore

atteint de la petite vérole: ce dernier fut inoculé de la vaccine, et soutint cette maladie avec les symptômes et les résultats ordinaires; mais quinze jours après cette inoculation, la petite vérole ordinaire se manifesta et parcourut ses périodes ordinaires, quoiqu'elle fût très bénigne.—L'on ne peut tirer d'autre conclusion de cette observation, si ce n'est que l'inoculation de la vaccine ne peut vraisemblablement pas empêcher l'effet de l'infection variolique dont le sujet a déjà été atteint antérieurement. „

„ Du reste on ne saurait trop recommander la plus imperturbable attention et la précaution la plus exacte à tous ceux qui adoptent cette nouvelle invention, et en favorisent les progrès ; parcequ'on ne peut réellement se défendre de toute espèce de doute en réfléchissant sur les cas particuliers que *Beddoës* et d'autres rapportent. — Une épidémie générale de petite vérole pourra déterminer une preuve absolue dans cette matière; car si alors les inoculés de la vaccine se trouvent à l'abri de la contagion, on pourra avec assurance se réjouir d'un pareil bienfait que la postérité reconnaissante rangera parmi les dons précieux qu'elle devra au dix-huitième siècle. „

On a pareillement tenté à Berlin des essais d'inoculation de la vaccine, comme l'indique la lettre du célèbre D. *Heim*, cons. privé, adressée au D. *Fischer*, dont voici la teneur :

« Je faisais autrefois peu de cas de l'inoculation de la vaccine, j'étais même prévenu contre elle, lorsque je reçus d'Angleterre par l'intermédiaire du Prince L. F. les écrits du D. *Jenner*, et en même tems du virus vaccinal, tant de sa part que de celle du D. *Pearson*. Je m'en servis pour inoculer quelques enfans, et je l'avoue, cette maladie suivit la marche décrite par le D. *Jenner*. Un mois après j'inoculai la petite vérole ordinaire à l'un de ces enfans, fille de huit ans qui avait été inoculée de la vaccine, et son frère âgé de dix ans, qui ne l'avait pas été. La soeur ne prit point la petite vérole, mais le frère en fut atteint. Lorsque dans celui-ci les boutons entrèrent en suppuration, j'inoculai encore une fois la soeur avec de la matière prise sur lui, dont je me servis aussi pour faire la même opération à un autre enfant. Celui-ci vit éclater dans le tems déterminé une éruption considérable de pustules, tandis que la soeur de celui qui avait fourni la matière ne fut point affectée ; je la fis cependant coucher dans le même lit que son frère, pendant toute la durée de sa maladie. Cette expérience m'a parfaitement convaincu, que l'inoculation de la vaccine garantit de la petite vérole. Le D. *Pearson* m'écrivit, que sur cinquante inoculés de la vaccine un seul en eut une éruption semblable à celle de la petite vérole. --- La vaccine est bien moins maligne que la petite vérole ; quoique du neuvième au douzième jour la ma-

ladie ne laisse pas d'être grave, étant accompagnée de forte fièvre et de sueurs abondan-
tes. „ *)

M. *Fischer* ajoute à cette lettre les remarques
suivantes :

" Je suis étonné de m'appercevoir, qu'après
tout ce qui a été dit et fait sur cet objet, l'on
n'ait pas encore tenté, ainsi qu'en usent nos chi-
mistes, d'approfondir la chose par la voie d'une
double synthèse, et de parvenir par là à quelque
certitude; c'est-à-dire, d'inoculer la petite vérole
aux vaches qui ont eu la vaccine. --- Si la machi-
ne animale de l'homme est susceptible d'être affectée par l'irritation de cette matière particulière à des bêtes, qui par le changement qu'elle produit pourrait rendre le corps humain insensible
à une autre irritation semblable et communément
plus forte, c. à. d. à celle de la petite vérole,
(car c'est ainsi qu'il faut expliquer ce phénomène);
il s'en suivrait nécessairement que le corps des
bêtes renfermerait une disposition à être affecté
de cette matière morbifique, particulière au corps
de l'homme, et à en être altéré d'une manière

---

*) M. *Heim* remarque, qu'il se souvient d'avoir appris de son
père, qui avait des vaches, que les servantes qui les trayaient,
avaient été exposées à être attaquées de la vaccine. L'automne
de 1799 il eut occasion de voir à quelque distance de Berlin sept
vaches atteintes de cette maladie, qui en souffraient beaucoup. Il
se proposa de prendre du pus sur des vaches du pays, aussitôt
qu'il en pourra recueillir et d'en faire des essais d'inoculation.

exactement semblable. C'est ainsi que l'on remarque quelquefois une disposition commune à recevoir l'impression des matières morbifiques dans des êtres d'espèces différentes ; comme on l'observe à l'égard de la gale du chien qui, vivant dans la société de l'homme, est plus propre à être observé. „

Remarques de M. Hufeland.

Après tant d'expériences on pourra admettre les résultats suivans, comme axiomes prouvés.

1. La vaccine inoculée est une maladie plus bénigne que la petite vérole inoculée. Elle attaque moins la totalité de l'organisation, et elle a moins de suites.

2. La mortalité de la vaccine est beaucoup moindre, vu que sur six mille sujets, il n'en est mort qu'un.

3. Elle enlève la disposition pour la petite vérole. Mais pour combien de tems ? C'est ce qui n'est pas encore décidé. Car il existe déjà des exemples, quoique fort rares, où la vaccine n'a pu dispenser de la contagion variolique postérieure. *Duncan* (Annals of Médecine, Vol. III) rapporte deux à ce sujet. Cependant il est possible, que de telles inoculations n'aient été faites qu'avec du pus de vaccine fausse, ou qui était déjà corrompu. Mais à quoi reconnaître la

14

vaccine fausse et l'inoculation imparfaite ? C'est
le mouvement fébrile qui paraît au moins né-
cessaire pour rendre complet l'effet de cette inoculation.

4. La vaccine est une maladie qui subsiste par soi-
même, une production propre du corps, peut-être
seulement du pis des vaches. Il n'est pas encore
prouvé, il n'est pas même vraisemblable, qu'elle soit
une modification de la petite vérole. Dumoins
ce n'est pas une conséquence de sa propriété
de détruire la disposition pour la petite vérole.

5. Elle peut se reproduire plusieurs fois dans
le même corps.

6. Le virus vaccinal conserve aussi, dans sa
reproduction dans le corps humain, après plusieurs transmissions successives (jusqu'ici après
toutes,) ses qualités spécifiques.

Les résultats que ces axiomes donnent, prou-
vent incontestablement les avantages de la vaccine sur la petite vérole; mais il faut aussi con-
venir, qu'il reste encore des doutes, et des désavantages possibles. Examinons l'un et l'autre.

A. Les avantages de cette nouvelle méthode
sont :

1) La vaccination est un moyen moins vio-
lent et moins dangereux de se garantir de la
contagion variolique, que l'inoculation de la petite vérole.

2) On évite par son usage la communication
contagieuse qui dans l'inoculation de la petite

vérole n'est pas toujours inévitable. (Car l'atmosphère ne transmet pas le virus vaccinal.)

3) La vaccine peut être inoculée à toute époque, sans que l'on risque de provoquer une épidémie générale de petite vérole , risque qui limite beaucoup l'usage de l'inoculation ordinaire.

4) Par cette raison la vaccine ne reproduisant pas chaque fois, comme l'inoculation de la petite vérole, un nouveau virus variolique , fournirait un moyen plus sûr et plus efficace à parvenir enfin à l'extirpation entière de la petite vérole. L'usage général de l'inoculation de la vaccine, et répété sur chaque nouveauné ôterait bientôt au virus variolique la possibilité de se reproduire, et par conséquent toute son existence. C'est là, ce me semble, le principal avantage qui excite un vif intérêt, et qui pourra rendre cette découverte la plus importante du dix-huitième siècle.

Il y a, à ce que l'on sait, deux moyens d'effectuer l'extirpation entière de la petite vérole. Le *premier* est d'isoler tous les sujets nouvellement infectés, ou , ce qui revient au même, de prendre des précautions suffisantes pour empêcher la communication du virus variolique. Mais cette méthode est sujette à tant de difficultés, que jamais elle ne pourra être universellement adoptée; elle a en outre l'inconvénient considérable de ne pas détruire la disposition à l'infection de ce virus. Le *second* moyen est la destruction même de la disposition de l'homme à être affecté de cette matière morbifique. Assurément c'est la méthode la plus certaine, et la plus praticable, car elle dispense de recourir à cette séparation gênante, et par ce moyen chaque individu, ainsi que chaque contrée peut se mettre à l'abri de cette contagion, même au milieu d'hommes, ou de contrées infectés. Quand cette méthode, d'ailleurs, de garantir de la petite vérole, serait généralement adoptée sur tout notre globe, et que l'on en continuât la pratique pendant quelque tems, il ne pourrait plus exister du virus variolique, puisqu'il ne saurait plus être reproduit; car on sait que ce virus ne se produit que par contagion, et que l'infection ne peut atteindre que ceux qui sont susceptibles de l'effet de ce virus. Pour parvenir à ce but, on ne connaissait jusqu'à ce jour, que la seule ressource d'une inoculation générale de la petite vérole, par laquelle on peut bien ôter la propension du corps à cette maladie, mais sans que le virus cesse pour cela de se reproduire, sa cause n'étant pas détruite. Le dernier inoculé peut le communiquer au premier nouveau-né, et en outre cette inoculation pourrait dans plusieurs circonstances donner sujet à des appréhensions assez fondées. — Tous ces in-

convéniens ne se rencontrent point dans la nouvelle méthode tirant à affectuer l'extinction de
la disposition à contracter la contagion variolique', — dans *l'inoculation de la vaccine*. Car celle-
ci éteint la susceptibilité du virus variolique, par
une toute autre matière spécifique, sans avoir
à craindre, que cette opération reproduise du
nouveau virus variolique: c'est au reste une opération non dangereuse, et par conséquent praticable dans toutes sortes de circonstances, et même
sur des nouveaux-nés, sans s'exposer à occa-
sionner une épidémiè de petite vérole. — En un
mot, si l'expérience constate dorénavant tout ce
qu'elle a confirmé jusqu'ici, il sera décidé, que
dans l'hypothèse, où tous les hommes vivans
d'un pays, ainsi que ses nouveaux-nés, qui les
uns et les autres, seraient encore susceptibles
de la contagion variolique, étaient inoculés de
la vaccine, la petite vérole serait entièrement
extirpée, et ne pourrait plus y reparaître, malgré toute infection communiquée du dehors. —
Concluons d'après cela, que si cette méthode
était suivie par toute la terre, pendant une année seulement, il serait mathématiquement prouvé, que le virus variolique cesserait d'exister.

B. Mais exposons maintenant les doutes qui
restent à éclairer; ainsi que les désavantages éven-
tuels de cette opération sur lesquels l'expérience
ne nous a pas encore suffisamment rassurés.

1.) Chaque maladie accompagnée d'une irri-

tation du système nerveux et de mouvemens
fébriles est susceptible de complication. Cette
possibilité dépend du degré de l'irritation et de
la disposition plus ou moins grandes, que le sujet
a pour de semblables maladies. Il est vrai que
cette possibilité est moins fondée dans la vaccine,
vu que l'irritation y est moins forte que dans
la petite vérole ; mais elle n'est point annullée
pour cela. L'irritation y excite toujours un mouvement fébrile, qui dans une disposition aux
spasmes pourrait en engendrer, comme il pourrait produire des inflammations là, où il rencon-
trerait de l'aptitude à en causer.

2) Il y a des cas, où tel homme perd tempo-
rairement la disposition à prendre un virus con-
tagieux. Soit, que nous regardions cette opération comme la consommation d'une irritabilité
spécifique effectuée par sur-irritation , soit que
nous l'attribuions à une transmutation spécifique
de l'organisation. Il faut, dans la première de
ces hypothèses , établir un certain degré d'irritation, ou dans la seconde admettre un certain
point de transmutation chimique suffisant pour
produire complétement cet effet. Il s'en suit
donc, que cette opération peut être parfaite ou
imparfaite : si elle est parfaite la susceptibilité est
détruite pour toujours ; si elle ne l'est pas,
elle n'est éteinte que pour un certain tems, et après
un intervalle plus ou moins long, l'ancienne
irritabilité spécifique, ou l'ancien état de mixtion

de

de l'organisation, (ce qui me semble revenir au même) peut être rétabli. Comme p. e. on peut par l'excès d'un mets, ou d'une boisson quelconque, perdre à jamais, ou pour un tems limité seulement, l'envie d'en user désormais. Aussi l'expérience nous fournit-elle des exemples d'exemption privilégiée, mais temporaire seulement, de maladies contagieuses. Tel qui a eu la peste complète (y compris ses récidives et ses suites) n'en est plus affecté durant le cours de la même épidémie; mais à la première qui revient, son corps en est de nouveau susceptible. De même je le crois avoir observé, que dans toute épidémie contagieuse l'infection du même sujet ne peut avoir lieu qu'une seule fois. Nous remarquons la même chose dans la petite vérole; car celle provoquée par la nature seule, peut, quoique rarement, attaquer un homme deux fois en sa vie, et peut-être cette récidive aurait-elle toujours lieu, si l'homme vivait pendant le double espace de tems qu'il ne vit ordinairement. Ceci arrive incontestablement à l'égard de la petite vérole inoculée, et il paraît qu'elle exige un certain degré d'irritation (qui doit varier selon le besoin du sujet, et qui pour cela ne saurait être déterminé précisément) pour éteindre pour toute la vie la susceptibilité du virus variolique. Sans quoi l'exemption n'est que temporaire, et l'on en a des exemples. --- Si nous faisons l'application de ces principes à la vaccine,

dans laquelle l'irritation est tout-à-fait insignifiante, ne sommes-nous pas induits à demander,
s'il n'est pas dans la classe des choses possibles,
que l'inoculation de la vaccine ne garantit pas
de la contagion variolique, que pour une ou plusieurs années ? Ce doute ne saurait assurément
être levé qu'avec le tems. Cependant il en naît
la nécessité de réinoculer (par précaution) de
virus variolique, dans les épidémies de petite
vérole , tous ceux qui l'ont été de la vaccine.

3) Je joins à tout cela encore une pensée ,
que je n'émets que comme une question hazar-
dée , et un sujet de réflexions plus mûres. ---
Ne serait-il pas possible qu'en continuant la transmission de la matière contagieuse des bêtes dans
le corps humain, ce dernier n'en contractât suc-
cessivement une animalité plus physique ; qu'à
la fin il en pût naître une approximation, et une
assimilation pathologique , ou du moins miasma-
tique, qui détruirait la ligne de démarcation que
la nature a si sagement établie entre les miasmes
qui n'affectent que les hommes , et ceux qui n'affectent que des bêtes ? On sait que les miasmes
des hommes, le virus vérolique, variolique, etc.
n'attaquent point les animaux , ainsi que les maladies épizootiques, la morve et autres espèces de
virus des bêtes, n'infectent point les hommes. La
raison s'en trouve dans la différence de l'organisation, et dans la disposition spécifique en dé-
pendante. Mais celle-ci n'en pourrait-elle pas

peu à peu se changer par des transmissions aussi forcées; la nature humaine ne pourrait-elle pas à cet égard être insensiblement approchée de celle des bêtes, et l'homme devenir disposé à être atteint encore d'autres miasmes épizootiques, et, ce qui serait encore pis, ne se pourrait-il pas, qu'à la fin le corps des bêtes fût rendu susceptible d'être affecté par les miasmes de l'homme ? —

Essais postérieurs faits à Hanovre relativement à l'inoculation de la vaccine. *)

Mémoire communiqué à M. HUFELAND par MM. BALLHORN et STROMEYER à Hanovre, le 20 Juillet 1800.

Les premières expériences que nous avons faites en 1799 sur l'inoculation de la vaccine étaient trop bornées, pour donner des résultats importans. Nous nous bornions alors à entreprendre cette opération avec de la matière déséchée envoyée d'Angleterre, et qui souvent même ne faisait nul effet, malgré des tentatives réitérées. Nous pressentions nous-mêmes, que nôtre méthode d'inoculer était encore défectueuse,

(*) Se trouvent insérés dans le Journal précité de *Hufeland* Vol. X. Livrais. 3.

22

et le public étant encore peu porté pour cette
nouveauté, nos observations ne pouvaient être
que très circonscrites. Nos recherches, d'ailleurs,
pour découvrir en Allemagne des contrées où
les vaches étaient affectées de la maladie décrite
par les Anglais, demeurèrent longtems infructueuses quoiqu'on nous eût mandé, qu'une maladie
contagieuse de cette nature se faisait quelquefois remarquer dans les métairies du Holstein et du
Meklenbourg; mais nous ne pûmes nous assurer, si cette maladie était précisément la même
que la vaccine anglaise, surtout, si l'inoculation
de cette vaccine possédait l'avantage précieux de
garantir de la petite vérole : car cette maladie,
uniquement observée jusqu'alors par les propri-
étaires de métairies, n'avait point encore appelé
l'attention de l'observateur éclairé; mais aujour-
d'hui nous conservons au moins l'espérance de
trouver enfin en Allemagne de la matière vaccinale fraiche, et de ne pas être restreints à nous
servir de matière desséchée, si l'on devait cesser
d'inoculer pendant quelques mois.

Mais depuis le commencement de cette année
(1800) nous avons eu plus d'occasion de pro-
céder à cette inoculation, qui acquérait tous les
jours plus de faveur parmi les médecins anglais,
allemands et suisses. *) Des hommes marquans

(*) Les auteurs de ce récit auraient dû ajouter: et *français*,
car les expériences faites jusqu'ici sur cet objet en France (à Paris
et à Rheims) sont bien plus nombreuses, aussi suivies, et au-
moins aussi importantes que celles faites à-peu-près en même-

se réunirent pour établir à Londres un hospice d'inoculation de la vaccine. L'épidémie variolique qui règne encore dans nos contrées, et qui sans être absolument des plus malignes, ne laisse pas de faire de grands ravages, devint chez nous la cause occasionnelle des progrès que fit cette invention. Ces circonstances, et d'autres encore peut-être, qui nous sont encore inconnues, rendirent cette année notre public plus disposé à adopter cette salutaire innovation.

Depuis le commencement de l'année courante nous avons opéré 240 inoculations, dans lesquelles la matière imprégna parfaitement. Nous avons communiqué de cette matière à d'autres hommes de l'art, de sorte que nous pouvons évaluer à cinq-cents le nombre de ceux qui ont été inoculés, tant par nous, que par d'autres, avec de la matière produite en ce pays. Ainsi nos

---

tems en Allemagne. Le Dr. Woodville a enseigné lui-même cette inoculation aux médecins de Paris; c'est à Paris aussi, qu'il s'est formé un comité médical pour l'examen de cette invention, et qu'on a établi un institut pour l'inoculation de la vaccine. Ce qui paraît encore avoir été inconnu en Allemagne, lors de la publication de ce mémoire. M. *Hufeland* promet cependant d'instruire par son Journal, ses compatriotes du résultat des essais sur la vaccine faits en France. (Note du Traducteur.)

La petite vérole inoculée a été cette année d'un malheureux succès dans plusieurs endroits d'Allemagne. A Vienne, à ce que le Dr. *de Carro* nous mande, trois enfans en périrent. Encore a-t-on observé que cette inoculation avait été suivie souvent de dépôts métastatiques sur les articulations, d'ophtalmies et d'éruptions opiniâtres. (Note des Auteurs.)

24

essais paraissent-ils être les plus nombreux de tous ceux faits jusqu'ici en Allemagne, et en général sur le continent. *) Les médecins *Jenner* et *Pearson* nous firent au commencement de cette année un envoi de cette matière desséchée, très efficace; mais nous nous servimes néanmoins après, de matière prise sur nos premiers inoculés.

Nous remarquâmes que la matière envoyée par le D. *Jenner*, et venante de la campagne, occasionnait un effet plus local à la partie inoculée; que celle transmise par le D. *Pearson*, et provevante de Londres, causait fréquemment, de même que celle reproduite ici, une éruption légère, dont nous parlerons ci-dessous, laquelle ne se manifesta pas aux inoculés avec de la matière du D. *Jenner*. Nous fimes part de cette observation au D. *Pearson*, ainsi que du doute que nous éprouvâmes sur l'essence de ces deux virus que nous jugeames de nature différente. Mais il nous répondit, qu'il ne regardait ces variations que comme accidentelles, et non provenantes d'une différence de matière. Quoiqu'il en soit la matière envoyée par le D. *Jenner*, celle du D. *Pearson*, et celle reproduite à Hanovre s'accordent parfaitement, quant à leur but principal, c. a. d. qu'elles renferment toutes trois la

(*) Les auteurs se flattent trop, car à l'époque où ils rédigèrent ce mémoire le nombre des inoculés de la vaccine à Paris, Genève et à Rheims était déjà plus considérable que celui qu'ils espèrent d'avoir rempli à la fin de l'an 1800. (Note du Trad.)

faculté de préserver de la petite vérole. Nous avons inoculé des sujets bien portans, et d'autres maladifs, des enfans et des personnes adultes de toutes les classes, sous les circonstances les plus différentes, par le beau comme par le mauvais tems, avec une observation du régime tantôt suivie, tantôt irrégulière, et jamais nous n'avons observé d'accidens alarmans. Aucun de ces sujets fut attaqué de la petite vérole après que l'inoculation de la vaccine ait réussi. On ne prétend sans doute pas, que la vaccine garantisse de la petite vérole les sujets sur lesquels son insertion n'a point eu de prise. Nous nous devons en conséquence à nous-mêmes, autant qu'au mérite de cette invention de rapporter le fait suivant. Nous fimes à deux reprises des tentatives infructueuses pour inoculer la vaccine à l'enfant *Bialloblotyky*; la matière ne prit point. La crainte de ses parens le fit en conséquence inoculer de la petite vérole, vu que dans ce moment il régnait dans cet endroit une épidémie variolique maligne. L'enfant en eut quelque peu de fièvre, et un petit bouton au genou, qui ne suppura point; assurément on aurait dû s'attendre à une éruption plus générale, puisque la vaccine ne l'avait pas affecté. Cela suffira pour démontrer la fausseté du bruit qui se répandit, que la vaccine n'avait pu mettre cet enfant à l'abri de la contagion variolique. Il semble que le corps humain manque souvent de susceptibilité pour le virus vaccinal, ainsi que cela arrive quant à la petite vérole. Nous avons des exemples, que la même matière fraiche qui se montrait très active dans plusieurs personnes qui en étaient inoculés, n'en infectait point d'autres, inoculés en même tems et à différentes reprises. Quelquefois l'inoculation la mieux faite ne réussit qu'après plusieurs essais répétés; quelquefois elle semblait reproduire des effets dans les premiers jours, l'on remarquait par exemple de petits boutons rouges et élevés, qui le cinquième jour disparaissaient, sans suite ultérieure. Des exanthèmes, et communément la gale, semblent principalement de nature à détériorer, ou anéantir l'influence de la vaccine.

Outre les contre-essais sus-allégués de réinoculation de la petite vérole, nous avons tenté cette opération encore deux fois, sur deux enfans inoculés de la vaccine, l'année passée. Cette réinoculation fut sans effet. Le Dr. *Matthaei*, alors à Wunstorf, présentement à Hameln, fit cette même expérience sur deux enfans. Enfin l'épidémie variolique qui règne encore dans ces contrées a suffisamment prouvé la vertu préservatrice de la vaccine, ce dont nous parlerons encore plus amplement.

Nous remarquons particulièrement au nombre

des médecins qui ont inoculé avec de la matière que nous leur avons fournie, les Docteurs
Heineke et *Büttner* à Halberstadt, où déjà nombre d'inoculations ont été opérées, le Prof. *Reil*
à Halle, le Prof. *Wardenburg* à Goettingue, le
Chirurgien-major *Meusel* à Hanovre, le Doct.
Matthaei à Hameln, les Drs. *Mühry*, *Heine*,
Lentin, *Nolte*, *Uthhoff*, *Wallbaum* à Hanovre,
le Chir. maj. *Schulenburg* à Doehren, les chirurgiens *Schottel*, *Ebhardt* et *Wetzig*. En outre nous
avons envoyé de la matière d'ici à plusieurs
médecins ; au Dr. *de Carro* à Vienne, au Dr.
Koehler à Zelle, au Dr. *Voelkers* à Wunstorf,
sans que nous sachions s'ils l'ont employée à
faire des essais.

L'épidémie variolique dont nous venons de
parler fut extrêmement favorable à l'introduction de l'inoculation vaccinale, car elle donna
lieu à nombre d'expériences, qui donnèrent autant de poids que d'autorité à cette nouvelle
méthode. Dans son origine beaucoup de personnes, qui ne paraissaient la considérer simplement que comme une tentative aussi innocente
qu'insignifiante peut-être, semblèrent y adhé-
rer à la vérité, mais sans être pénétrées de la
conviction intime de son mérite réel. Mais
comme par la suite nulle expérience ne dé-
mentit les avantages de cette découverte, elle
se fit de plus en plus des partisans. L'hi-
ver passé la contagion variolique était géné-

ralement répandue à Langenhagen, et la mortalité y était considérable. Nous y inoculâmes la vaccine aux enfans *Stappens*, *Holscher* et *Drechsler*. Peu après la petite vérole se manifesta dans leur voisinage, mais aucun de ces enfans inoculés n'en fut atteint. Un chirurgien du dit lieu inocula pareillement la vaccine à trois enfans de paysan, mais dont l'un seulement en fut affecté; les deux autres, chez lesquels elle n'avait point pris, contractèrent deux mois après la petite vérole, mais le premier en demeura exempt. Presqu'en même tems nous inoculâmes les enfans *Belleville*; quelques mois après, la contagion variolique se manifesta dans la même maison; puis nous inoculâmes les enfans *Meier*, *Peters*, *Gesterling*; tous ces enfans couchaient dans des chambres où d'autres enfans, infectés de la petite vérole, étaient allités, et demeurèrent néanmoins inaccessibles aux effets de l'exhalaison variolique répandue dans l'atmosphère dont ils étaient entourés, dans des chambres fort étroites. Cependant des exemples de cette force étaient trop frappans pour ne pas favoriser l'introduction de la méthode vaccinale. Nous y recueillîmes une observation qui intéressera les gens de l'art, la voici: dans l'un des enfans *Peters* et dans deux *Gesterling* la petite vérole se manifesta peu de jours après l'inoculation de la vaccine. Ainsi ces enfans avaient déjà été infectés du virus variolique avant l'inoculation, c'est à quoi il fallait s'attendre, vu que l'atmosphère était alors chargée de vapeurs varioleuses, et que la vaccine ne saurait empêcher le développement du virus variolique, lorsqu'il a déjà infecté le corps. Mais ce qui en est le plus intéressant, c'est que le bouton local de l'inoculation prit entièrement la forme d'une grande pustule variolique, et suivit la marche de l'éruption de la petite vérole. On ne vit aucune trace de cette aréole inflammatoire, couleur de rose, qui caractérise ordinairement le bouton local de la vaccine. Les autres enfans de cette famille eurent la véritable vaccine.

Il paraît que peu de nos médecins conservent encore des doutes sur la vertu anti-variolique de la vaccine, et sur les importantes expériences qui en ont été faites en Angleterre. (*) Trois médecins d'Hanovre ont fait inoculer de la vaccine leurs propres enfans; plusieurs ont conseillé positivement cette inoculation; d'autres s'occupent maintenant eux-mêmes de cette inoculation. Mais les opinions diffèrent encore relativement à la durée de la vertu anti-variolique de la vaccine. Les uns pensent qu'elle n'étend sa garantie que sur un espace de deux ans, d'autres lui en accordent cinq, et ceux qui

(*) De neuf-mille inoculés de la vaccine en Angleterre, deux mille ont été inoculés après de la petite vérole, et ont constaté par ce contre-essai la vertu de l'inoculation de la vaccine.

vont plus loin , sont assez équitables et assez
hardis pour lui concéder une durée de dix ans.
Il est vrai qu'en considérant l'extrême bénignité
de la vaccine , on est tenté de douter de la durée
de sa vertu préservatrice. Il est difficile en effet
de se convaincre théoriquement, qu'une maladie aussi légère, aussi insignifiante que la vaccine , puisse remplacer une maladie aussi vio-
lente, aussi grave, et souvent aussi mortelle,
que la petite vérole ! C'est pourquoi que les
Sceptiques demandent pour preuve une plus
longue expérience, un plus grand espace de
tems entre l'inoculation de la vaccine et la
réinoculation de la petite vérole. Nous y ré-
pondrons, que cette expérience a déjà été faite
et consignée dans les écrits du Dr. *Jenner*, qui
a inoculé sans aucun effet la petite vérole à
deux vieux domestiques attachés aux métairies
de Gloucestershire, qui trente à quarante ans
auparavant avaient pris la vaccine des vaches
mêmes, et qui par ces expériences a constaté
la durée de la vertu anti-variolique de la vaccine. L'expérience contredit par conséquent cette
théorie.

Le Dr. *Pearson* a observé (*) que l'éruption
ordinaire qui suit souvent l'inoculation de la
vaccine ne suppure que très rarement, et qu'elle

(*) A communication , concerning the eruptions , resembling
the Small-pox,   with sometimes appear in the inoculated vaccine
disease. In London Med. Review and Magazine, for December 1799.

est alors semblable à la petite vérole. Nous avons pareillement eu lieu d'observer de telles éruptions.

Bien des faux bruits ont couru sur le compte de nos inoculations, et ont détourné plusieurs parens de la résolution de faire participer leurs enfans à ce bienfait. Nous offrons, à qui les désire, les preuves les plus convaincantes du contraire.

Les faits que nous venons de rapporter suffisent pour donner quelque idée de l'accueil que cette nouvelle invention a reçu dans le Hanovre, et de la manière dont elle y a été jugée.

Ceux qui ont suivi les ouvrages anglais qui ont paru sur cet objet, auront remarqué que l'on y cherche envain une description exacte de la marche ordinaire de la vaccine inoculée. Nous croyons donc pouvoir compter sur l'approbation de ceux, qui, n'étant pas encore assez familiarisés avec les caractères de cette maladie, trouveront une description aussi exacte que possible de la marche de cette maladie, d'après les observations faites ici. Sans faire mention pour le moment des diverses autres méthodes dont nous discuterons l'utilité plus bas, nous nous bornons maintenant à indiquer la méthode de l'incision par la lancette, comme celle que nous avons le plus constamment adoptée, et qui a précédé les effets consignés dans la description suivante.

1er. Jour. Trois piqûres en triangle, à un demi pouce l'une de l'autre, faites aux deux bras. On fait trois piqûres, puisque souvent l'une d'elles ne prend point pour des causes encore inconnues; mais il suffit qu'une seule piqûre prenne.

2d. Jour. Des points rouges à peu près comme des piqûres de puces, qui marquent l'endroit des piqûres.

3e. Jour. De même. — Quelquefois il paraît un très petit bouton sur la piqûre.

4e. Jour. Un petit bouton d'un rouge pâle s'élève sur chaque piqûre.

5e. Jour. Le petit bouton est un peu aggrandi, à sommité comprimée, les bords circonscrits et élevés. Sitôt que l'on s'apperçoit de ce phénomène, on peut assurer positivement que l'inoculation a réussi. Dans beaucoup d'inoculés on commence alors à remarquer un effet général sur le corps; ils ressentent le soir une chaleur brûlante dans les mains, la nuit est inquiète, ils suent, le visage pâlit.

6e. Jour. Les pustules de l'inoculation plus grandes et les aréoles plus marquées.

7e. Jour. Les pustules locales commencent à se remplir de lymphe, elles se colorent d'un rouge clair, et sont quelque soit peu transparentes. Les bords sont d'un rouge plus foncé. La pustule locale augmente jusqu'au 9, 10, 11e jour ; l'aréole disparaît ; la pustule est toute remplie de lymphe limpide, et ressemble à peuprès à une lentille à bords tailladés. Il naît une belle efflorescence rouge qui est caractéristique, et qui souvent a deux à trois pouces de diamètre, lorsque deux à trois piqûres ont pris. Cette partie enflammée s'endurcit un peu ; on la sent quelque peu gonflée. Les glandes axillaires s'enflent un peu et sont douloureuses à l'attouchement. C'est à cette époque que l'on remarque un peu de fièvre, qui le plus souvent ne se manifeste que par le chaud brûlant des mains, par la chaleur généralement augmentée, et par quelques nuits inquiètes. Les malades sont disposés à transpirer, ils ont le visage pâle, et ils sont mal-disposés. Les enfans aiment alors à se faire porter sur les bras. Quelquefois il survient un peu de toux, et une légère diarrhée. Ordinairement cet état ne dure qu'un ou deux jours.

C'est pour cela, qu'instruits par nos propres expériences, nous ne saurions donner notre assentiment à l'assertion d'autres médecins, qui sans doute n'ayant pas eu occasion de rassembler autant d'expériences, prétendent que les inoculés de la vaccine ne soient sujets à aucune indisposition.

Vers le 12e jour l'aréole commence ordinairement à se dissiper. Les pustules contractent une couleur jaunâtre, et il se forme une petite croûte dans leur centre.

13 et 14e. Jour. Une croûte jaunâtre tirant sur le brun couvre les pustules. C'est à cette époque, ou bien le 15 ou le 16e. jour, rarement plutôt, que de petites pustules éparses et discrètes paraissent çà et là sur le visage et surtout à l'avant-bras; dans les premières vingt-quatre heures ceci ressemble à une éruption variolique qui s'annonce. C'est-à-dire, ce sont de petits boutons rouges pointus, un peu élevés et entourés d'une aréole rouge. Cette rougeur des boutons et cette aréole ne subsistent que pendant vingt-quatre heures. Il n'en reste après que des boutons rouges tirant sur le bleu, plats, peu élevés et durs, qui ressemblent à des piqûres de moucherons, et qui ne disparaissent qu'au bout de quelques jours. Souvent leur sommité est un peu transparente, et renferme alors une lymphe presqu'imperceptible qui dans peu de jours se change en croûte, à peine de la grosseur d'une tête d'épingle. Cette éruption fait une partie essentielle de la vaccine parfaite. Plusieurs inoculés n'en sont pas affectés, et sont néanmoins à l'abri de la contagion variolique. A trois reprises différentes nous observâmes cette éruption, même le sixiéme jour de l'inoculation, avant que la pustule locale ne

(*) Il faut distinguer *l'éruption vaccinale*, qui est l'effet ou la suite de la fièvre, des *pustules locales* qui en sont la cause. Il y a aussi dans ce point-ci analogie entre la vaccine et la petite vérole.

fût

fût parfaitement formée, et avant l'apparition de la fièvre légère. Souvent l'on remarque entre ces pustules des taches d'un rouge foncé de la grandeur d'une petite pièce de monnoie. Dans quelques cas rares, il paraît, au lieu de cette éruption pustuleuse, des taches rouges, qui ressemblent quelquefois à la fièvre ourtillière.

Plusieurs malades se trouvent un peu inquiets avant cette éruption, il survient une diarrhée légère, quelquefois des vomissemens bilieux, qui nous persuadent que la secrétion de la bile est augmentée à cette époque. D'après les observations du D. *Pearson* et les nôtres, cette éruption ne devient que très rarement suppurante, et alors elle ressemble en quelque sorte à la petite vérole, ou plutôt à la petite vérole volante de laquelle elle diffère cependant, comme il est prouvé par la continuation des observations. Car cette éruption vaccinale est, 1) plus petite que la variolique; 2) le pus renfermé dans la sommité des pustules ressemble plutôt à de la lymphe; 3) les grains de l'éruption vaccinale sont en plus petit nombre que dans la petite vérole; 4) la dessication se fait plus vîte; 5) les croûtes sont plus petites, plus minces et de couleur jaunâtre; 6) plusieurs jours après la dessication, qui ordinairement a lieu le sixième ou le septième jour, il en reste de petits boutons durs, qui enfin 7) disparaissent sans laisser des cavités ou des marques, quoique les taches ne

se dissipent qu'au bout de quelque tems. Il serait convenable d'après ces données d'observer
exactement chaque inoculé pendant un mois
consécutif, surtout à cause de cette éruption qui
souvent dure assez longtems, et qui n'a point
été ni assez scrupuleusement observée, ni suffisamment décrite par les Anglais.

Jamais nous ne vîmes aucun des enfans inoculés attaqué de quelque accident alarmant, ou
de conséquence. Aucun ne perdit l'appétit; tout
au plus il diminua. Plusieurs enfans qui, avant
l'inoculation, avaient toujours été maladifs y ga-
gnèrent après un air plus sain. Dans un seul
des cas que nous avons observé l'éruption vaccinale eut lieu à la suite d'une inoculation qui
n'avait pas été marquée des phénomènes caractéristiques ordinaires.

On sait que la petite vérole devient maligne,
lorsque d'autres maladies s'y joignent, ou que le
corps a déjà des dispositions à quelque maladie.
Mais la marche ordinaire de la vaccine paraît
toujours être bénigne, et ne pas se laisser déranger
par de pareilles complications. La seconde fille
Belleville eut la petite vérole volante quelques
jours après l'inoculation de la vaccine, et les deux
maladies passèrent très facilement. Plusieurs enfans firent des dents durant le cours de la vaccine, ils en devinrent inquiets, eurent la diarrhée, etc. mais la marche de la maladie n'en fut
point altérée.

Des médecins, ainsi que d'autres personnes ont posé la question : si l'inoculation de la vaccine ne devient pas nuisible lorsque le corps est déjà affecté de la petite vérole ? L'on peut facilement se figurer, que pendant le cours de l'épidémie variolique qui règne encore à Hanovre, nous ne pouvions pas manquer d'inoculer aussi des sujets déjà atteints du virus variolique. Tous ces malades ont soutenu très facilement, et sans préjudice, la petite vérole qui se rencontrait alors avec la vaccine. La même chose est prouvée par les expériences des Anglais. Nous avons déjà observé, que la pustule locale de la vaccine se change dans ce cas, à l'époque de sa maturité, en une véritable pustule variolique qui suit la marche de l'éruption générale de la petite vérole. L'expérience suivante nous parut très intéressante sous ce rapport. Le sixième jour de l'inoculation de l'enfant *Sander* nous prîmes la matière sur lui, dont nous inoculâmes l'enfant *Heiligenstaedt*. Le lendemaim la petite vérole se manifesta chez le premier; l'efflorescence caractéristique de la vaccine, qui doit se montrer au commencement de la maturation de la pustule locale n'eut pas lieu; il s'y forma un véritable pus variolique, et cependant l'enfant *Heiligenstaedt* ne fut atteint que de la vaccine, qui garda sa marche ordinaire.

Jusqu'ici aucun de nos inoculés qui eurent la vaccine réelle, n'a été affecté de la petite-vérole.

38

Personne ne pourra nous prouver le contraire. (*)
Mais quand même l'un ou l'autre de nos inoculés
prendrait à l'avenir la petite vérole, ceci ne nous en-
gagerait point à discontinuer les inoculations de la
vaccine, vu qu'il y a aussi des exemples incontes-
tables d'individus qui ont contracté deux fois la
petite vérole.

Il existe encore une autre circonstance qui pourrait détourner tel homme, d'ailleurs convaincu de
la vertu antivariolique de la vaccine, d'adopter
cette nouvelle inoculation; c'est l'idée, que la matière vaccinale est originairement prise sur une *bête*.
Il y a même des personnes qui regardent le virus
variolique, comme plus convenable à la dignité de

(*) Il est facile à concevoir qu'une inoculation *imparfaite*, ou
manquée de la vaccine, ne pourra garantir de la contagion variolique. Quelque apparition locale, où le vrai caractère de la vaccine manque, savoir le *bouton*, *l'inégalité*, *la lymphe limpide*,
et cette belle *efflorescence* si marquante, n'induira pas un observateur attentif dans l'erreur de la prendre pour la vraie vaccine. Ces signes caractéristiques ne sont même pas suffisans pour
garantir la réussite de l'inoculation, si l'action générale sur le
système animal ne s'ensuit pas; action qui se manifeste par un
mal-aise, par des sueurs, par quelque peu de fièvre, etc. L'expérience nous a démontré à nous-mêmes au commencement de
nos opérations, ce que deviennent des inoculations imparfaites,
et nous savons actuellement, que la méthode fautive d'inoculer
que nous suivîmes autrefois était la cause principale de la non-
réussite. Il résulte de là que personne ne devrait censurer une
invention qui peut devenir si essentiellement bienfaisante pour
toute l'humanité, sans avoir observé avec attention la maladie
qu'on inocule, sans avoir fait soi-même des expériences et sans
connaître tout ce qui jusqu'à ce jour a été remarqué, observé
et écrit sur cet objet, surtout en Angleterre.

l'homme, malgré ses effets mortels. Ce préjugé disparaîtrait, si l'opinion de quelques médecins anglais qui croyent, que la petite vérole n'a été dans son origine que la vaccine même,) ce que des recherches historiques de médecins savans, tels que les *Gruner*, les *Sprengel* pourraient avérer,) devait un jour se confirmer; opinion d'ailleurs assez vraisemblable, vu que l'une de ces maladies remplace l'autre, et qu'aucune autre maladie exanthématique particulière aux animaux ne manifeste une action générale sur le corps humain. Ceux alors qui sont prévenus contre l'inoculation de la vaccine par le nom seul de maladie qui provient d'une *bête*, seront parfaitement tranquillisés. Du reste on connaît encore à Gloucestershire ce grand nombre de vieux domestiques, dont le D. *Jenner* donne un tableau nominatif, qui ayant été affectés de la vaccine, il y a trente ans et plus, ne furent attaqués depuis ni de la petite vérole, ni d'aucune autre maladie que l'on pourrait imputer à la vaccine.

Il est prouvé que la vaccine n'infecte point par l'exhalaison, mais seulement par l'attouchement de parties blessées. Ainsi, il n'est pas à craindre que l'introduction de son inoculation répande une nouvelle contagion. Aussi d'après le peu d'expériences que nous avons pu faire là-dessus, quiconque a eu une fois la petite vérole, ou la vaccine, ne prend plus cette dernière, même par des inoculations réitérées. Il en naît cependant une pustule locale caractéristique ; mais l'ac-

40

tion générale sur toute la constitution de l'homme, la fièvre et les autres symptômes diagnostiques n'ont jamais lieu dans ce cas. *)

Pour ce qui regarde la manière d'inoculer la vaccine, l'expérience nous a appris :

1) Que la matière vaccinale a le plus d'effet et qu'elle est le plus convenable à l'insertion, lorsqu'elle n'est pas encore purulente, mais entièrement limpide et déliée. Tous les essais, que nous avons faits avec de la matière purulente, ont été seulement suivis de quelque apparition locale, sans caractère déterminé. Après plusieurs tentatives nous trouvâmes que la matière prise sur les malades le septième, le huitième et le neuvième jour de l'inoculation, quelques fois aussi un ou deux jours plus tard, est la plus propre à la transmission. Ainsi l'endroit inoculé ne doit pas être pustuleux et blanc, mais présenter une forme de bouton de couleur de chair ; nous aimons pour cela à prendre la matière sur la pustule d'inoculation, dont l'inégalité n'a pas encore entièrement disparu.

(*) Nous prévenons donc tous ceux qui veulent pratiquer cette inoculation, de bien prendre garde, si dans les premiers essais la pustule locale caractéristique paraît. Nous offrons d'adresser à ceux qui resteraient indécis là-dessus une copie d'un dessein très instructif, fait d'après nature par le peintre *Ramberg*, dont nous avons inoculé les enfans ; ce dessein présente les différentes apparitions de la plûpart des jours après l'inoculation. Comme nous sommes prêts aussi à donner à qui voudra de bonne matière vaccinale.

2) *Que, lorsque la matière est toute fraiche,* l'incision ou la piqûre faite à la lancette sous l'épiderme, de sorte qu'à peine il en provienne du sang, est préférable à toute autre manière d'inoculer. Cette méthode est sûre, et ne laisse que de légères traces. En inoculant avec un fil imprégné de matière desséchée, nous faisons une incision transversale à peine sanguinolente, de la longueur d'un demi-pouce, nous y inserons le fil, et le recouvrons d'un emplâtre agglutinatif. Avant l'opération nous humectons le fil par le moyen de vapeurs d'eau bouillante, ou, d'après le conseil que le Dr. *Jenner* nous a donné par écrit, par le moyen de l'haleine. Au bout de vingt-quatre heures nous ôtons ce fil, nous grattons la petite croûte avec le dos des ciseaux, et nous insérons dans l'incision un autre fil imprégné que l'on enlève le troisième jour, ainsi que l'emplâtre.

D'après nos expériences nous ne saurions conseiller l'inoculation moyennant le vésicatoire ; car celui-ci cause une si grande affluence d'humeurs, que le virus vaccinal en est trop délié et en reste sans aucun effet. Aussi par suite du vésicatoire la plaie de l'incision dégénère aisément en ulcères phagédéniques, et la matière prise sur de pareilles plaies n'est plus recevable à d'autres inoculations. Nous choisissons pour l'incision le muscle deltoïde du bras.

Nous trouvâmes que les manières suivantes sont les meilleures pour conserver la matière vaccinale.

1) Nous prîmes deux morceaux de verre, dans l'un desquels on avait ménagé une cavité vers le milieu, dans laquelle nous déposâmes du coton trempé dans la matière vaccinale, et puis nous liâmes fortement ces deux pièces. C'est de cette façon que nous avons parfaitement bien conservé de cette matière pendant six jours. Des expériences ultérieures prouveront, si de cette façon la matière pourra être conservée encore plus longtems. Pour en inoculer on humecte la pointe de la lancette avec le coton mouillé. La matière, que le Dr. *Jenner* nous a fournie, était pareillement renfermée entre deux plaques de verre, dans la cavité de l'une desquelles la matière était disposée et séchée. Nous nous en servîmes en humectant la lancette avec de la salive et en la passant plusieurs fois sur la matière séchée; nous en inoculâmes ensuite plusieurs enfans en faisant des piqûres avec la même lancette, et le succès répondit à nos voeux. On pourrait aussi induire cette matière, qui sèche très-vîte, de pièces de verre que l'on pourrait enfermer en-suite dans des fioles.

2) L'on trempe du fil de coton fin dans de la matière vaccinale, et après qu'elle est séchée, on la garde dans des bouteilles bien fermées, où elle conserve son efficacité pendant plusieurs mois.

3) On plonge des pointes de lancettes, ou bien, celles-ci étant trop chères, des aiguilles aplaties, bien polies et formées en guise de

lancettes dans de la matière fraiche, étant séchées on les fixe par le gros bout dans des bouchons de liège, dont on bouchonne après des fioles, en sorte que les pointes soient tournées en dedans, et on induit les bouchons de cire d'Espagne. Mais ces aiguilles se rouillent bientôt, et c'est ce qui a causé sans doute la non-réussite de plusieurs inoculations faites avec de pareilles aiguilles. Peut-être pourrait-on remédier à cela en vernissant les aiguilles, ou en les faisant dorer ?

4) Il serait utile aussi de savoir pendant combien de tems la matière, dont des fils seraient bien imprégnés et que l'on enfermerait dans des tuyaux de verre bien bouchés, pourrait se conserver fraiche et humide.

5) Nous espérons que le tems viendra où plus d'une mère se servira de son aiguille pour en prendre de la matière vaccinale sur quelque enfant inoculé, et pour en inoculer elle-même son enfant moyennant de légères piqûres.

Nous n'avons fait usage d'aucun médicament chez nos inoculés. Qu'on ne s'en effraye pas, quand même l'inflammation autour de la pustule locale s'étend à trois pouces de largeur, on n'y a pas besoin de remèdes. Lorsque les enfans grattent trop la pustule locale, et que la chemise s'y colle, on met de la charpie sèche par dessus, ou une petite pièce de linge, qu'on y laisse jusqu'à ce qu'elle tombe avec la croûte.

Au cas que l'éruption vaccinale sus-mentionnée,

qui dure souvent assez longtems, et qui cependant ne cause ni douleurs, ni mal-aise aux enfans, ne se dissipe pas spontanément, *) on donnera pendant six à huit jours du mercure doux en petites doses, et elle cédera de suite.

Il y a des gens assez déraisonnables pour mettre sur le compte de la vaccine toute indisposition ou maladie qui affecte un inoculé plusieurs mois même après l'inoculation. Il arriva entre autres, que cinq mois après l'inoculation un enfant de Langenhagen mourut de la fièvre scarlatine; au même endroit un autre enfant fut inoculé qui avait eu mal au genou depuis un an, et quelquefois mal aux yeux, et cependant on en accusa la vaccine. Ces fausses inductions détournèrent beaucoup de personnes de se servir de ce moyen pour mettre leurs enfans à l'abri de la contagion variolique.

Les contre-essais par l'inoculation de la petite vérole nous paraissent actuellement hors de saison. L'épidémie variolique qui règne ici, et qui n'est que trop répandue fournit une épreuve plus que suffisante. Plusieurs parens faisaient fréquenter par leurs enfans, qui avaient été inoculés de la vaccine, d'autres qui avaient la petite vérole, aucun ne la prit. Sur une multitude d'exemples nous n'en répéterons qu'un seul. Les trois en-

(*) Nous avons vu un cas où cette éruption dura pendant six semaines. Quiconque ne la connaît pas la prendrait pour la suite de piqûres de moucherons.

fans *Belleville* inoculés au commencement de la présente année, se sont souvent trouvés depuis avec des enfans attaqués de la petite vérole. Naguères encore trois enfans logés dans la même maison eurent la petite vérole naturelle; les trois inoculés les virent journellement.

Telles sont les observations que notre expérience nous a fournies sur l'inoculation de la vaccine; nous en crûmes devoir la publication tant au public, qu'aux médecins qui veulent s'en occuper. Un concours favorable de plusieurs circonstances nous mit à même de faire des essais assez nombreux, sans nous laisser détourner, par la non-réussite de quelques inoculations, de la continuation de nos opérations et de nos recherches. Nous nous flattons que ce récit simplement historique sera agréable aux médecins qui n'ont pas encore eu l'occasion de faire de pareilles expériences, ou qui auraient été rebutés par des inoculations infructueuses, ou par d'autres difficultés survenues. Ils verront par nos expériences ce qu'il nous a fallu entreprendre pour vaincre ces difficultés, et par là ils éviteront des peines infructueuses et des tentatives sans effet. *)

(*) Ce mémoire est suivi de plusieurs histoires d'inoculations de la vaccine dont la plupart n'a pas tout-à-fait suivi la marche ordinaire de la maladie, mais qu'on n'a pas cru devoir rapporter ici, attendu qu'elles ne contiennent rien qui n'ait déjà été inséré dans le mémoire.

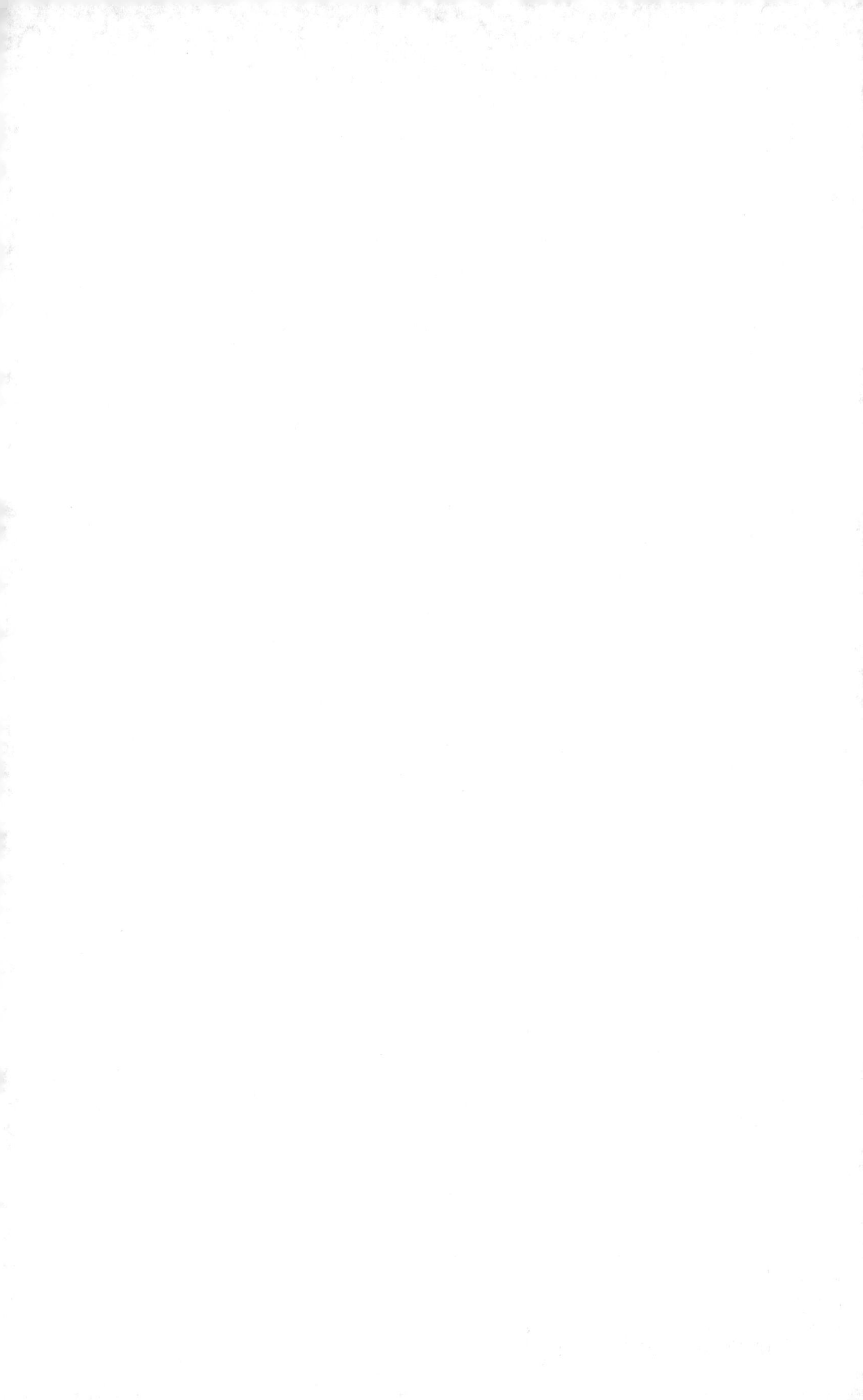